AF596150

L'HYGIÈNE ET L'ASSISTANCE PUBLIQUES A BAR-SUR-AUBE (AUBE) AU XVIIIe SIÈCLE

D'APRÈS

LES REGISTRES DE DÉLIBÉRATIONS (1572-1789)

PAR

M. EUGÈNE MAURY

INSTITUTEUR PUBLIC À ENGENTE (AUBE)

Extrait des *Comptes rendus du Congrès des Sociétés savantes en 1902*, Sciences

PARIS

IMPRIMERIE NATIONALE

MDCCCCIII

L'HYGIÈNE ET L'ASSISTANCE PUBLIQUES À BAR-SUR-AUBE (AUBE) AU XVIIIe SIÈCLE

D'APRÈS

LES REGISTRES DE DÉLIBÉRATIONS (1572-1789)

L'HYGIÈNE ET L'ASSISTANCE
PUBLIQUES
A BAR-SUR-AUBE (AUBE) AU XVIIIe SIÈCLE
D'APRÈS
LES REGISTRES DE DÉLIBÉRATIONS (1572-1789)

PAR

M. EUGÈNE MAURY
INSTITUTEUR PUBLIC À ENGENTE (AUBE)

Extrait des *Comptes rendus du Congrès des Sociétés savantes en 1902*, Sciences

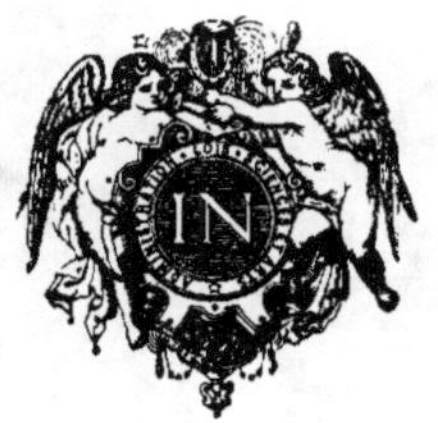

PARIS

IMPRIMERIE NATIONALE

MDCCCCIII

L'HYGIÈNE ET L'ASSISTANCE PUBLIQUES À BAR-SUR-AUBE (AUBE) AU XVIIIE SIÈCLE,

D'APRÈS

LES REGISTRES DE DÉLIBÉRATIONS (1572-1789).

Les registres contenant les délibérations des assemblées de la ville de Bar-sur-Aube remontent à l'année 1572 : ils forment, depuis cette date, une suite ininterrompue. Ils nous permettent de connaître tout ce qui se passait dans notre modeste cité : c'est comme une sorte de journal local qui nous renseigne sur les idées et les actions de nos aïeux, les bons habitants de Bar.

Ce journal est très intéressant à feuilleter, surtout pour la partie contemporaine des guerres de religion.

Aujourd'hui, nous y remarquerons seulement une chose : le souci qu'avaient les bourgeois de la santé et du bien-être de leurs compatriotes.

Nous verrons que les Barsuraubois ont toujours pratiqué la charité et combien étaient sages leurs prescriptions hygiéniques.

I

Au printemps de l'année 1573, une maladie contagieuse répand la terreur dans nos provinces. Des mendiants et des vagabonds traversent les villages de la Champagne, semant l'épidémie sur leur passage. Inquiets, les bourgeois de Bar prennent des mesures de prudence ; mais ces mesures ne sont pas inhumaines comme celles des magistrats troyens[1].

Les mendiants sont arrêtés à la porte Notre-Dame : on leur distribue des aumônes et on leur enjoint d'aller plus loin[2].

Treize ans après, nouvelles inquiétudes, plus grandes que la première fois, car deux fléaux se trouvent en présence : la peste et la «hideuse» famine.

Remarquons les précautions qui sont prises pour combattre le premier.

Les rues et les places seront nettoyées. On ne laissera pas non plus d'ordures dans les maisons. Les bouchers ne tueront les bêtes qu'en dehors des murs, et ils enterreront dans les champs tout ce qui est impropre à la nour-

[1] Ceux-ci chassèrent les malades de la ville.

[2] 23 et 24 avril 1573.

riture et qui est sujet à se «gaster». Dès qu'un individu sera malade, avis en sera donné par ses parents au procureur-syndic, qui le fera visiter. Des chirurgiens et des médecins seront retenus pour examiner les logis infectés. Ces praticiens recevront de l'argent afin de subvenir, dans la mesure du possible, aux besoins des malades nécessiteux, qui seront *sollicités, pansés et médicamentés* chez eux. De plus, des notables, nommés par l'assemblée, veilleront à l'observation de tout cela; pour faciliter leur tâche, on partage la ville en onze sections comprenant chacune trois rues environ.

Les gens venant des paroisses atteintes de l'épidémie ne pourront pas entrer dans la ville, ni y introduire aucun objet tel que «meubles, filetz, chainnes». Des affiches seront pendues dans les rues; elles indiqueront quelles sont les localités contaminées.

Le collège sera fermé, et les élèves renvoyés dans leurs familles, afin d'éviter une agglomération dangereuse. On recommande en outre de construire des «privés ou aisances» là où il en manque.

Ces mesures hygiéniques étaient suffisantes pour enrayer la peste. Mais elles n'empêchaient point les progrès de la famine. Voyons ce qui fut fait pour essayer d'y remédier.

On recueille des secours qu'on répartira aux vagabonds, en les invitant à aller plus loin. Pendant quinze jours, on distribue des aumônes aux portes de la ville.

Bien entendu, les pauvres de Bar sont particulièrement traités. On leur donnera un peu d'argent et du vin. Trois boulangers cuiront, à leur intention, «trois cent miches de pain de ménage du pois chacune de quarente onces»[1].

Le mal ne cessa pas; au contraire, il empira.

Le blé manqua. On alla en acheter au grenier de Clairvaux. Une imposition extraordinaire fut mise sur les bourgeois. Le pain valait alors 2 sous la miche de pain bis de 40 onces[2]. Les plus riches abandonnèrent une ville désolée où les victimes étaient si nombreuses[3].

Une dernière assemblée de notables eut lieu le 28 mai 1586. On avisa encore aux moyens de vaincre le mal, on songea encore aux pauvres :

«Pour subvenir à la nourriture des pauvres, et aultres fraiz quil convient faire a esté conclud de trouver deniers quelle que part que ce soit.»

Qu'advint-il pendant tout l'été? Nous ne savons, car les registres sont muets jusqu'au 5 octobre. Mais ce qu'ils nous apprennent alors est effrayant; le nombre des morts est grand, le commerce est tué et les foires n'existent plus que de nom.

(1) 1er mai, 8 mai et 10 mai 1586.

(2) Ce qui fait 80 centimes de notre monnaie.

(3) 21 mai 1586.

II

Longtemps après, en 1668, on apprend à Bar-sur-Aube que la peste sévit avec rage en Picardie. Plusieurs villes de cette province, notamment Soissons, sont décimées par la redoutable épidémie.

Les notables se réunissent, afin d'examiner les moyens propres à prévenir le mal. Ils recourent aux mesures qu'avaient prises leurs grands-pères en 1586.

Défense aux habitants de sortir de la ville pour aller dans les localités voisines, sans permission de la municipalité : ils présenteront, à chaque porte, un certificat que l'autorité leur aura délivré; les rues seront nettoyées avec soin; les bouchers ne pourront pas tuer dans leurs «ostels»; les habitants ne devront nourrir, dans l'intérieur de la ville, ni cochons, ni pigeons, ni lapins.

Enfin, il sera ordonné à tous les étrangers de sortir et «vuider ladicte ville et faulbourgs». Un délai d'un jour leur sera accordé à cet effet; il sera «procédé extraordinairement contre» les délinquants[1]. Les jours passèrent, on n'entendit parler de rien, on se reprit à espérer.

Nos ancêtres avaient gardé le souvenir des désastres de 1589 et ils s'efforcèrent d'en éviter d'autres. C'est la crainte de la peste qui leur fit édicter, dans le cours du XVIIIe siècle, des mesures hygiéniques. Ces mesures venaient bien à point; elles auraient dû être suivies continuellement et non seulement en temps d'épidémie.

Les bouchers tuaient «leurs bestes en leurs ostels» et le sang qui se répandait dans les ruisseaux «y demeuroit et donnoit naissance et nourriture aux vers et autres punaisies et infections». Des immondices de toute nature s'accumulaient dans les rues. On conçoit combien les maladies devaient se propager rapidement dans un tel milieu. . .

En 1744, une forte épizootie s'abat sur les vaches.

On craint pour la santé des habitants. L'assemblée municipale ordonne d'enterrer les bêtes mortes dans un «paquis, proche la tour de Courcelles[2], joignant le chemin d'Arrentières.» Le trou sera creusé «jusqu'à la profondeur de 4 pieds, de façon que l'odeur n'en pourra transpirer».

«La compagnie s'est transportée ce jourd'huy dans plusieurs quartiers de cette ville, elle y a remarqué que les places vuides aussy bien que beaucoup de ruës sont occupées par des fumiers, et autres immondices, que s'estant aussy transporté audit jour dans la ville et sur les fossez d'ycelles, elle a observé que les ornières des grands chemins. . . sont aussy occupées

(1) 6 mai 1668.

(2) C'était le dernier vestige «d'une tour fortifiée sur un coteau, qui servait à observer l'ennemi. Il y avait auprès de cette tour un village qui a été détruit jusqu'aux fondemens par les Anglais, en 1380». (*Essais historiques sur la ville de Bar-sur-Aube.*)

par des fumiers, cafres[1] entassées et amoncelées les unes sur les autres, qu'il y est mesme pratiqué des trous à fondre la chaux...

«La mauvaise odeur que dégagent ces ordures a produit la mortalité des bestiaux qui augmente de jour en jour[2]».

Toutes ces ordures seront enlevées, et les fossés curés et «netoyés»[3].

Vingt ans après (1763), une nouvelle épizootie se déclare. Des bouchers peu scrupuleux mettent en vente de la viande d'animaux malades. Le corps de ville l'apprend; il désigne aussitôt 12 notables «pour visiter et faire visiter en leur présence par les maréchaux ou autre personne connoisseur qui seront par eux requis les bestieaux et nottamment ceux qui seront destinés pour la boucherie... et faire deffence aux bouchers de tuer aucune viandes sans avertir les personnes proposées pour ce et que les bestiaux destiné pour leurs boucheries nayent esté visités pour connoistre sils ne sont pas infectez de la maladie, leur faire pareillement deffence de se fournir d'aucune viandes pour la débitter dans leurs boucheries, que de celle provenant des bestieaux qui seront tué et assommé dans les turies ordinaires, en présence desd. commissaires.

«Comme aussy de deffendre auxd. bouchers de tuer aucun bestieaux qui auroient esté attaqué de la maladie que six semaines après leur guérison. Il convient égallement d'indicquer un abreuvoir pour les bestieaux attaqué de maladie»[4].

C'était prudent. Le Parlement ne fit pas mieux en 1784 lorsqu'il rendit un arrêt ordonnant «que les bouchers ne pourront tuer, vendre ou débiter que des bestiaux sains, leur fait deffense de vendre et débiter des viandes gâtées et corrompues, des veaux morts, étouffés et nourris de son et d'eau blanche, que les bouchers ne pourront tuer que des veaux ayant six semaines, leur fait deffense d'en tuer ayant plus de 10 semaines[5]».

III

Nous avons vu comment on était venu en aide aux indigents pendant la famine de 1586. Voyons ce qu'on fit pour eux en d'autres circonstances. Et d'abord, disons-le tout de suite, il n'y eut plus, jusqu'en 1789, de famine proprement dite, — mais seulement des moments de misère.

En 1740, la récolte fut mauvaise. Au mois de septembre, le maire, Blanchard, et un échevin, Trippier, se rendirent à Langres afin d'acheter des blés, ils ne trouvèrent rien et durent revenir les mains vides[6].

(1) Débris de plâtre, de pierres.
(2) 9 septembre 1744.
(3) 12 septembre.
(4) 16 juin 1763.
(5) 9 juin 1784.
(6) 17 septembre 1740.

On vécut tant bien que mal — plutôt mal — pendant un mois. Le 20 octobre, jour de marché, il ne se trouva pas de grain «blé, conseigle ou orge»[1].

Les bourgeois s'alarmèrent et provoquèrent une réunion des curés, des administrateurs de l'hospice et des principaux habitants «et personnes charitables pour aviser aux secours que l'on pourra donner aux pauvres».

La misère était grande.

Le 24 octobre, l'assemblée établit un bureau de charité, «pour procurer aux pauvres un soulagement proportionné à leurs besoins et à la disette actuelle des grains qui fait que plusieurs familles sont sans pain, sans grain et sans argent et quelques-uns réduits à vivre de pain de pur son et d'herbage».

Il était composé des trois curés, du doyen, du syndic et de deux chanoines du chapitre Saint-Maclou, du président de l'élection, des administrateurs de l'hôpital et de cinq notables. Il se réunissait le lundi de chaque semaine, en la maison du doyen, à deux heures de l'après-midi. Les curés étaient chargés de dresser «un état des pauvres les plus nécessiteux et du nombre de leur famille».

En attendant les dons volontaires — et peut-être pour les provoquer — l'assemblée vota une offrande de deux cents livres de pain, pain fait en «farine de froment vieux telle qu'elle sort du moulin».

Quelque temps après, l'Intendant, de passage dans la ville, approuva ledit établissemnet; il écrivit au bas de la délibération : «Veu bon. Le Peletier de Beaupré»[2]; et au mois de février suivant, voulant donner un témoignage de sympathie à la nouvelle institution, il lui accorda une somme de 500 livres pour être employée aux besoins des pauvres[3].

Ce bureau de charité cessa de fonctionner lorsque la crise qui en avait amené la création fut passée. Il fallut le rétablir en 1775 :

«La misère dans laquelle languit un grand nombre de manouvriers de cette ville dont le gain ne peut atteindre au prix excessif auquel sont montés les grains, occasionne depuis quelque temps une fermentation violente parmi le menu peuple qui est prêt à se soulever contre les marchands de grain...

«Quelques esprits séditieux ont fait courir sourdement pendant la tenue du marché de samedi dernier, le bruit qu'ils metteroient le feu aux maisons des marchands de grain et qu'ils cloueroient leurs portes pour empescher qu'ils n'échapassent à l'incendie. L'éloignement de la moisson entretenant nécessairement la cherté des grains et pouvant encore faire hausser le taux de cette denrée de première nécessité, il y a tout lieu de craindre que les

(1) 23 octobre 1740.
(2) 11 novembre 1740.
(3) 8 février 1741.

manœuvriers qui abondent en cette ville, pressés par la faim, n'excitent une sédition violente dont les suites seroient des plus terribles.»

On demanda des secours à l'Intendant, sur les fonds accordés par le roi à la province de Champagne pour le soulagement des villes. Le corps municipal donna une somme de 3.000 livres et pria l'hôpital d'en donner 700[1].

On recourut encore au bureau de charité, en 1774, pour parer à «une misère extrême» occasionnée par la cessation des travaux due au mauvais temps (janvier et février). L'assemblée municipale accorda 300 livres. Cette somme ne fut pas distribuée entièrement; on prit 72 livres que l'on remit aux curés :

«Savoir 24 à chacun d'eux pour êtres données aux pauvres malades dans leur lit et qui se trouvent dans l'impossibilité de travailler; et le surplus de ladite somme sera employée à des travaux pour enlever les neiges abondantes qiu engagent le passage des rues de Bar»[2].

Admirons de nouveau la sagesse et la bonté des Bar-sur-Aubois; ils comprenaient que la charité ne se pratique pas exclusivement par des aumônes — et ils offraient du travail aux malheureux.

On avait déjà employé ces «travaux de charité» en 1770; des pauvres furent occupés à édifier les promenades de la ville[3]; et en 1772, pour la réparation des chemins ruraux[4].

IV

La bienfaisance des bourgeois se manifestait encore lorsqu'un incendie éclatait dans la ville et même dans les villages voisins.

Les officiers municipaux secouraient avec empressement les malheureux sinistrés.

Deux incendies furent particulièrement violents dans notre ville : ceux des 4 novembre 1739 et 30 août 1752[5].

Le mercredi 4 novembre 1739, plusieurs maisons, situées dans la rue des Moulins, devinrent la proie des flammes.

Le 30 août 1752, pendant la nuit, le feu se déclara chez Blaise Cabarat, boulanger et cabaretier dans la rue Saint-Michel. Sa maison fut entièrement brûlée ainsi que celle d'un voisin, Jean Legrand. Des bâtiments apparte-

(1) 9 mai 1775.
(2) 8 février 1784.
(3) 16 novembre.
(4) 27 mai.
(5) Nous ne parlons que pour mémoire de l'incendie du 24 mai 1706, occasionné par la chute de la foudre. Le clocher de Saint-Pierre fut détruit. Il n'y eut pas d'autres dommages.

nant à Jean Poulot, marchand, et à Claude Cabarat, boulanger, souffrirent beaucoup du feu[1].

Les incendiés furent secourus par leurs compatriotes. On quêta en leur faveur; le corps municipal s'inscrivit en tête de la liste des dons[2].

Ces sinistres ne causèrent pas des désastres comme les incendies de Spoy et de Bergères.

Le 30 avril 1778, la plupart des maisons de Spoy sont réduites en cendres, ce qui prive d'abri une centaine de ménages. L'assemblée de Bar-sur-Aube apprend la catastrophe, ordonne de faire une quête et alloue aux victimes une somme de 100 livres.

Les Barsuraubois rivalisent de charité. Le 3 mai, Nicolas Girardon, marchand, donne aux incendiés la «tonsure de cinq fauchées de prés». Le 14 mai, le produit de la quête se monte à 2,000 livres[3].

A Bergères, vingt-six maisons sont brûlées le 27 novembre 1786, dans l'espace d'un quart d'heure, ainsi que la cure et les pressoirs publics. Beaucoup de greniers renferment du grain : tout est perdu.

La ville donne 120 livres pour la quête: les habitants s'empressent de verser leur obole. Les sinistrés pourront se procurer les premiers secours[4].

Nous voyons de quelles idées généreuses étaient animés nos devanciers. Ils n'oubliaient pas les malheureux en qui ils voyaient toujours des frères. Accordons donc notre reconnaissance à ces braves gens qui pratiquaient si bien la solidarité.

V

Les limites de ce modeste travail s'arrêtent à la veille de la Révolution.

L'assistance publique, comme nous disons maintenant, devient, à partir de cette époque, si complexe qu'elle doit être étudiée à part, en consultant, outre les registres de délibérations, toutes les sources possibles.

Un curieux document pour finir.

L'hiver de 1788-1789 fut très rigoureux. Les denrées alimentaires se vendirent à un prix élevé. L'assemblée municipale présenta une requête à l'évêque de Langres afin d'obtenir la permission de faire gras pendant le carême de 1789 :

«Le Maire dit que la rigueur du froid, depuis le 24 novembre 1788 jusqu'au 18 janvier avait fait périr les légumes des jardins et les approvisionnements qui avaient été faits dans les maisons des particuliers tant en pommes de terre qu'en fruits d'arbres; le peuple appauvri par la cherté

[1] Un timbalier, qui avait logé chez Blaise Cabarat, fut accusé d'être l'auteur de l'incendie.

[2] *Délibérations.*

[3] *Délibérations.* 1er, 3 et 14 mai 1778.

[4] 29 novembre.

des grains et privé des ressources ordinaires ne peut pas, sans inconvénient, observer l'abstinence du gras pendant la durée du carême prochain. Le concours de tous les citoyens qui se présenteraient dans les marchés pour acheter des comestibles en maigre feraient monter le prix du beurre et des œufs à un taux auquel les artisans et les manouvriers ne pourraient pas atteindre, en sorte que le peuple serait réduit à la triste nécessité de se nourrir pendant six semaines consécutives de mauvaises marées salées dont l'usage très fréquent altérerait le santé des ouvriers occupés à la culture de la terre ou à l'exercice des arts; que les circonstances exigent qu'ils soient apporté quelque adoucissement à la règle ordinaire et qu'il paraît convenable que le bureau de la ville présente une requête à Monseigneur l'évêque duc de Langres, pair de France, pour supplier Sa Grandeur de permettre à tous les habitants de la ville et faubourgs de Bar-sur-Aube de faire gras, manger de la viande pendant le cours du carême de la présente année une fois par jour les dimanches, lundis, mardis et jeudis de chaque semaine et de manger des œufs les mercredis et samedis à l'exception seulement de la semaine sainte pendant lequel tems les personnes en santé feraient abstinence de viande... [1] »

Ce document est à sa place ici, puisque la requête qu'il contient est dictée par la bienfaisance. Il est probable que Monseigneur de Langres a accueilli favorablement la demande de ses fidèles paroissiens.

[1] 10 février 1789.

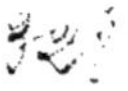

www.ingramcontent.com/pod-product-compliance
Lightning Source LLC
LaVergne TN
LVHW012020170826
845678LV00004BA/1575

* 9 7 8 2 3 2 9 6 3 0 9 2 2 *